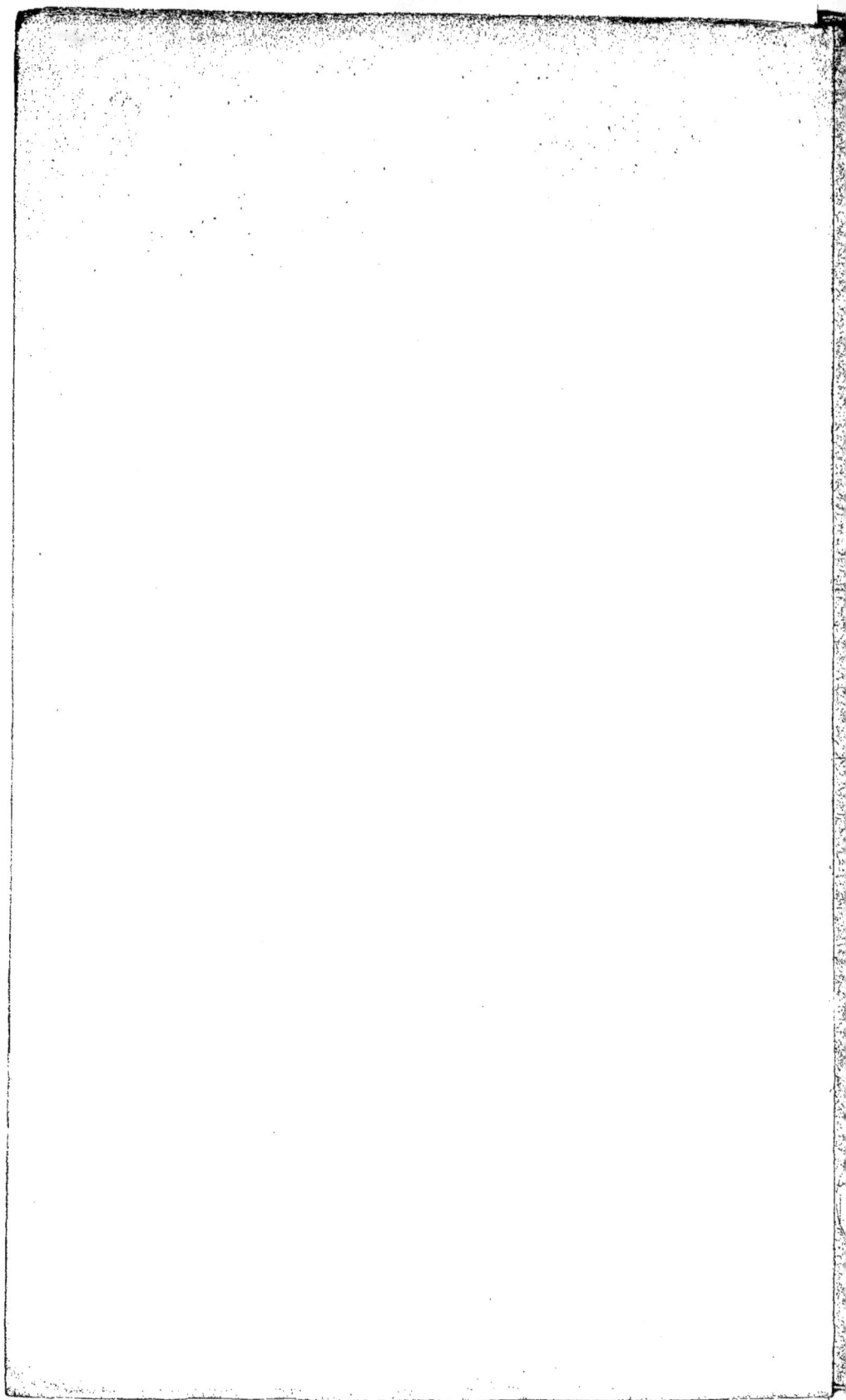

CONSIDÉRATIONS PRATIQUES

SUR LE FONCTIONNEMENT DU

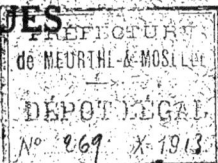

SERVICE DE SANTÉ

EN CAMPAGNE

PAR

M. le Médecin Inspecteur SCHNEIDER

DIRECTEUR DU SERVICE DE SANTÉ DU 20ᵉ CORPS D'ARMÉE

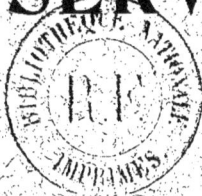

Conférence faite à l'École d'Instruction des officiers de réserve
et de l'armée territoriale de la 20ᵉ région
le 6 mars 1913

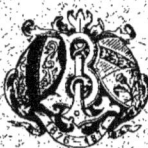

LIBRAIRIE MILITAIRE BERGER-LEVRAULT

PARIS	NANCY
Rue des Beaux-Arts, 5-7	Rue des Glacis, 18

1913

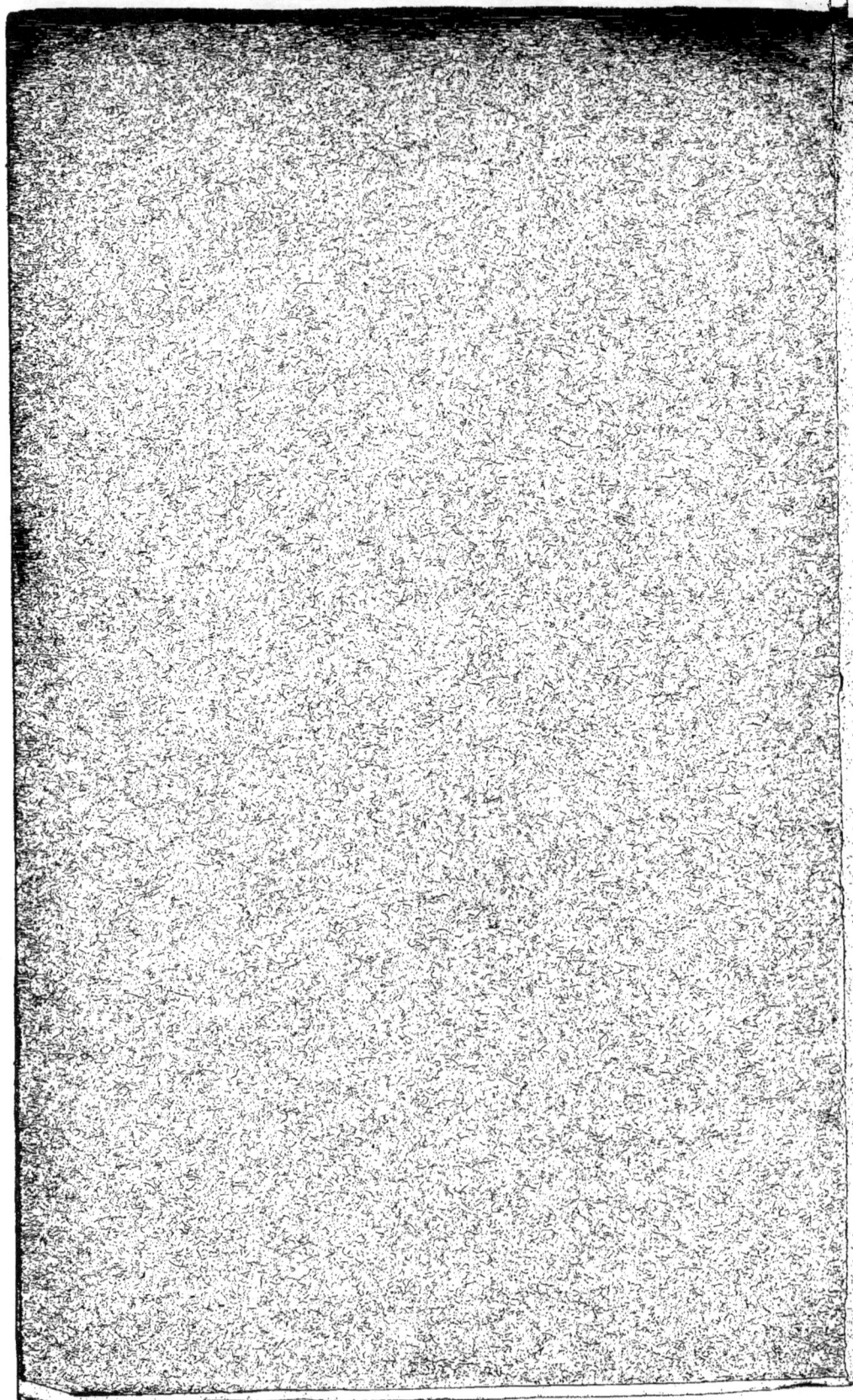

CONSIDÉRATIONS PRATIQUES

SUR LE FONCTIONNEMENT DU

SERVICE DE SANTÉ

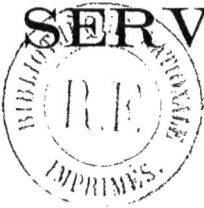

EN CAMPAGNE

Extrait du *Bulletin des Conférences*
de l'*École d'Instruction des officiers de réserve et de l'armée territoriale*
de la *20e région*

(Berger-Levrault, éditeurs)

CONSIDÉRATIONS PRATIQUES

SUR LE FONCTIONNEMENT DU

SERVICE DE SANTÉ

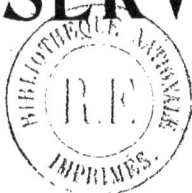

EN CAMPAGNE

PAR

M. le Médecin Inspecteur SCHNEIDER

DIRECTEUR DU SERVICE DE SANTÉ DU 20ᵉ CORPS D'ARMÉE

Conférence faite à l'École d'Instruction des officiers de réserve
et de l'armée territoriale de la 20ᵉ région
le 6 mars 1913

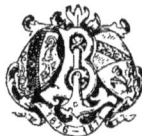

LIBRAIRIE MILITAIRE BERGER-LEVRAULT

PARIS	NANCY
Rue des Beaux-Arts, 5-7	Rue des Glacis, 18

1913

CONSIDÉRATIONS PRATIQUES

SUR LE FONCTIONNEMENT DU

SERVICE DE SANTÉ

EN CAMPAGNE

———

Quand on a bien voulu me demander une conférence pour remplacer celle du colonel Pellé, parti pour le Maroc, je n'ai accepté qu'à la condition qu'on admettrait un sujet très vague me permettant de ne pas faire une conférence proprement dite, mais d'exposer des questions pratiques, qui me soient familières et qui ne m'obligent pas à une préparation trop laborieuse, et cela en raison des obligations d'un directeur du Service de santé à cette époque de l'année, c'est-à-dire au moment où il doit fournir de volumineux rapports périodiques annuels et s'absenter fréquemment pour combattre les menaces d'épidémies de l'hiver.

Ce préambule vous expliquera la simplicité et peut-être aussi le manque de liaison de certaines parties des considérations, que je vous exposerai, car je dois me contenter aujourd'hui de vous parler de divers points ou éléments du Service de santé en campagne, sans chercher à les relier les uns aux autres d'une façon absolument exacte et suffisamment élégante, comme je devrais sans doute le faire dans une véritable conférence.

Ces considérations sont le résultat de mon expérience déjà longue de directeur du Service de santé de corps d'armée, ou de médecin d'armée, expérience acquise dans de nombreux exercices sur cartes, voyages d'état-major ou de cadres et aussi à l'occasion d'un séjour récent à l'École supérieure de guerre, où le ministre avait réuni en trois séries les médecins inspecteurs ou médecins principaux de 1re classe, appelés actuellement à être les chefs du Service de santé en cas de guerre.

Je vous exposerai donc quelques questions de ce service qui ont besoin de développements et d'explications, afin d'être bien comprises, étudiées et interprétées.

Je terminerai en vous donnant un aperçu naturellement approximatif (et vous comprendrez aisément les raisons de ma discrétion), sur l'ensemble des ressources qu'aurait à sa disposition le Service de santé en temps de guerre, et aussi de celles que pourraient lui fournir les sociétés françaises d'Assistance aux Blessés et Malades militaires.

J'en profiterai pour vous exposer sommairement le rôle et le fonctionnement de ces sociétés, qui ne sont pas suffisamment connus, non seulement du grand public, mais même des membres de l'armée.

Le nouveau Règlement sur le Service de santé en campagne porte la date du 26 avril 1910. Il constitue un progrès considérable sur le précédent, celui du 31 octobre 1892, et je n'hésite pas à le proclamer, quoique celui-ci me soit très cher, attendu que j'y ai travaillé pendant deux ans, en qualité de rapporteur de la commission qui l'a préparé sous la présidence du général Fay, commandant alors le 11e corps d'armée, ancien sous-chef de l'État-major général de l'armée.

Et cependant le Règlement de 1892 avait déjà apporté d'importantes améliorations à celui du 25 août 1884, qui avait suivi immédiatement la loi du 16 mars 1882 sur l'Administration de l'armée.

Cette loi, comme vous le savez, a donné au médecin la direction du Service de santé, et a été complétée par la loi du 1er juillet 1889 qui accorde à ce Service son autonomie sous l'autorité du Commandement.

Les améliorations de 1892 avaient consisté surtout en l'exposition plus précise du rôle des formations sanitaires sur le champ de bataille, en la simplification du mode de réapprovisionnement, la diminution des écritures, et l'adjonction au décret portant règlement, de notices consacrées à diverses questions spéciales, de façon à réunir dans un même volume tout ce qu'il est nécessaire à l'officier du Service de santé de connaître pour son service en campagne. Je citerai notamment les notices sur le matériel du Service de santé, sur les marches, cantonnements et bivouacs des formations sanitaires, sur les emplacements et le fonctionnement des postes de secours et des ambulances pendant le combat, sur les évacuations par route, par chemin de fer et par bateau, sur les inhumations et l'assainissement du champ de bataille, sur le rôle des sociétés d'assistance aux blessés, etc.....

La principale et prédominante amélioration du Règlement actuel consiste dans l'unité du type des ambulances et dans leur interchangeabilité, ainsi que dans la division du travail des anciennes formations sanitaires.

Déjà la commission de 1892 aurait voulu obtenir l'unité et l'interchangeabilité des ambulances, mais nous avions alors commis l'erreur de nous baser sur le type de l'ambulance divisionnaire, ce qui était beaucoup trop important et trop coûteux pour la transformation des hôpitaux de campagne.

Autant que je puis me le rappeler, cette modification devait coûter une vingtaine de millions; aussi ne fut-elle pas admise par le Contrôle.

Au contraire, la Commission qui a préparé le Règlement de 1910 a eu l'intelligente initiative de diviser, pour les alléger, le travail des ambulances et hôpitaux de campagne :

En relève des blessés par les groupes de brancardiers;

En traitement des blessés par les ambulances;

En réapprovisionnement des formations sanitaires de l'avant par les réserves de matériel.

De plus, elle a prévu, à part, les sections d'hospitalisation, en sorte qu'elle a pu obtenir un type d'ambulance éminemment léger, ne comprenant plus que 6 voitures, au lieu des 23 de l'ancienne ambulance divisionnaire et des 45 de l'ambulance de corps d'armée, ce qui en fait une véritable formation de champ de bataille, très souple et cependant très suffisante pour le traitement des blessés le jour du combat, et à laquelle il suffit ensuite d'accoler une section d'hospitalisation qui, elle, comprend du matériel d'exploitation, literie, cuisine, etc..., pour en faire un véritable hôpital de campagne, quand on doit l'immobiliser pour le traitement prolongé de blessés graves et intransportables ou de malades atteints d'affections contagieuses.

Chaque corps d'armée comprend donc maintenant 16 ambulances et 12 sections d'hospitalisation.

Cela paraît, tout d'abord, une large dotation, et cependant on n'en aura jamais assez : on voit en effet, fréquemment, à l'occasion des travaux sur cartes ou des voyages de cadres, des officiers d'état-major et des médecins divisionnaires ou directeurs du Service de santé abuser de l'emploi précoce des ambulances.

J'en ai vu immobiliser les 8 ambulances du corps d'armée, dès le deuxième jour de combat et en réclamer tout autant, pour les remplacer, au médecin d'armée, sans réfléchir que sur les 8 ambulances organes d'armée, 4 ne possèdent pas de moyens de transport et ne seraient pas, par conséquent, immédiatement disponibles.

D'autres avaient immobilisé 4 ambulances dans le même village. Beaucoup ont une tendance fâcheuse à employer toutes leurs ambulances au combat, dont quelquefois plusieurs dans une même petite localité, alors qu'une seule généralement suffirait, surtout si elle était aidée, sur l'ordre du médecin divisionnaire, par le personnel des autres ambulances encore disponibles.

Or, il est à remarquer qu'il vaut mieux, même au point de vue des facilités du réapprovisionnement, employer complètement le matériel d'une seule ambulance, qu'utiliser une partie du matériel de plusieurs autres.

D'ailleurs, il faut considérer qu'une ambulance déployée, quoique ne devant pas être immobilisée, dont on a forcément déchargé les fourgons et qui a reçu et installé elle-même des blessés, n'est plus disponible avant plusieurs heures, et peut-être même un jour tout entier, et qu'elle manquera donc aux besoins immédiats de sa division, si celle-ci change de terrain de combat en progressant, en reculant ou en manœuvrant.

Au contraire, il est toujours possible d'emprunter tout ou partie du personnel d'une ambulance pour venir en aide à une autre, tout en la conservant en pleine disponibilité.

De cette façon, une seule ambulance pourra facilement soigner plusieurs centaines de blessés.

En ce qui concerne l'immobilisation des formations sanitaires, on oublie trop souvent aussi qu'une ambulance, après qu'on lui a accolé une section d'hospitalisation, en vue de leur immobilisation, quoiqu'elle ne possède, en vérité, que la literie et le matériel de cuisine et de distribution correspondant à 100 malades, pourra, cependant, en soigner 400 à 500 ou plus, en recourant aux ressources de la réquisition.

C'est pour cela qu'il faut immobiliser le moins d'ambulances et le moins longtemps possible, afin d'en conserver toujours un certain nombre de disponibles pour les besoins ultérieurs. La plupart du temps, on pourra, dans les deux ou trois jours au maximum qui suivront un combat heureux, libérer au moins une ambulance sur deux, quand elles ne seront pas trop éloignées l'une de l'autre. On devra pour cela tout d'abord évacuer les blessés marchant, puis les transportables. Quant aux autres, les blessés dits inévacuables (à longue distance), on peut les diviser en *intransportables absolus* et en *transportables relatifs*.

Les intransportables absolus sont ceux qui, voués à une mort presque certaine et prochaine, ne doivent pas être bougés de place. On doit, soit les remettre aux soins des hôpitaux militaires et civils du territoire ou des municipalités, quand celles-ci possèdent des ressources médicales, soit laisser auprès d'eux un médecin et quelques infirmiers détachés d'une ambulance voisine immobilisée, ce qui en constituera une annexe.

C'est aussi pour leurs besoins qu'ont été prévus dans les régions frontières des hôpitaux temporaires spéciaux, dotés d'un personnel et d'un matériel réguliers et pour lesquels des locaux convenables ont été reconnus dès le temps de paix.

Quant aux *transportables relatifs*, blessés qui ne pourraient pas supporter le voyage à longue distance jusqu'à la zone des évacuations, c'est-à-dire à plusieurs jours de chemin de fer, il semble qu'ils pourraient, cependant, sans inconvénients graves, être portés à de courtes distances par des moyens très doux et peu rapides (transport par brancardiers, par voitures convenablement aménagées, par automobiles, par eau, etc...). Il serait donc avantageux et relativement facile de les réunir à l'ambulance immobilisée dans le voisinage.

Tous ces procédés sont préconisés afin d'immobiliser le moins possible d'ambulances de l'avant; il vaudrait, sans aucun doute, bien mieux pouvoir laisser des ambulances partout où il faut soigner des blessés inévacuables; malheureusement, on n'aurait pour cela jamais assez de ces formations sanitaires.

Il y a déjà lieu de remarquer que le nouveau Règlement sur le Service de santé en campagne du 26 avril 1910, qui, comme je l'ai déjà dit, nous a apporté tant d'améliorations de toutes sortes, a, cependant, réduit le nombre des formations sanitaires à utiliser un jour de combat. Autrefois, chacune des 2 ambulances divisionnaires d'infanterie comprenait 2 sections et l'ambulance de corps d'armée, 3 sections, ce qui, avec l'ambulance de la brigade de cavalerie et les 12 hôpitaux de campagne, tous pourvus alors de moyens de transport, constituait 20 formations sanitaires pour un corps d'armée. Assurément les 7 sections d'ambulance ne pouvaient avoir séparément qu'une existence éphémère, mais elles n'en constituaient pas moins 7 unités différentes, pouvant être employées séparément un jour de bataille.

Actuellement, au contraire, le corps d'armée ne dispose plus que de 16 ambulances (dont 4 sans moyens de transport), assurément plus souples et plus maniables que les anciennes formations sanitaires, sans parler de leur interchangeabilité, mais, en somme, réduites comme nombre. Il est donc indispensable que nous en ménagions l'emploi, si nous ne voulons pas en être totalement dépourvus après deux ou trois jours de combat.

Je dois aussi attirer l'attention sur la nécessité de ne pas abandonner à l'ennemi des ambulances entières, à moins qu'elles n'aient été prises par un mouvement tournant et enveloppant ou par une charge de cavalerie, et encore, dans ce cas, peut-on espérer qu'elles pourront être libérées ultérieurement, témoin l'ambulance de la division de cavalerie du 2e corps, qui, établie le 16 août 1870, en pleins champs, en avant de Vionville, fut chargée par des cavaliers allemands, et dont le médecin-major Beurdy fut tué d'un coup de sabre sur la nuque et d'un coup de pistolet dans la poitrine tiré à bout portant par un cuirassier blanc, malgré le brassard de la Convention de Genève. L'ambulance ne fut que traversée par l'ennemi et ne fut pas gardée par lui, car elle alla, peu après cet épisode, s'installer dans la ferme de Mogador, à environ un kilomètre, où elle fonctionna toute la nuit et le lendemain.

Je tiens ces détails d'un témoin oculaire, le médecin principal Millet, qui faisait en 1870 partie de cette ambulance comme aide-major de 2ᵉ classe.

Du reste, l'article 69 du Règlement sur le Service de santé en campagne prescrit, en cas de mouvement rétrograde, d'évacuer rapidement les blessés transportables, et de ne laisser auprès des intransportables que le minimum du personnel et du matériel indispensable.

Je crois devoir aussi insister sur l'obligation, pour un directeur du Service de santé de corps d'armée qui demande au médecin d'armée ou au directeur des Étapes et Services de lui envoyer une ou plusieurs ambulances organes d'armée, en remplacement de celles de l'avant qui ont été immobilisées, de toujours spécifier, si le besoin en est urgent, le lieu sur lequel elles doivent être dirigées; sinon, le directeur des Étapes et des Services devra forcément les envoyer au groupe des parcs du corps d'armée.

Enfin, toujours dans le but d'avoir plus d'ambulances à la disposition du corps d'armée, je me demande s'il ne conviendrait pas d'envisager l'utilité de supprimer, pour les donner aux corps d'armée, sous le type ordinaire, les ambulances des divisions de cavalerie qui ne pourront jamais suivre leur unité si mobile, et s'il ne vaudrait pas mieux les remplacer, dans ces divisions, en doublant le nombre des voitures légères pour blessés, qui appartiennent en propre aux régiments de cavalerie.

En effet, ou l'ambulance de cavalerie fonctionnera dès le premier combat un peu important, et dans ce cas, elle ne rattrapera plus sa division, ou elle ne fonctionnera pas, et alors elle est inutile.

Il était une ressource importante qu'avait prévue le Règlement du Service de santé en campagne du 31 octobre 1892, et à la constitution de laquelle j'avais travaillé personnellement;

c'étaient les *hôpitaux auxiliaires de campagne*, fournis par les sociétés d'assistance. L'emploi en était précisé aux articles 68, 80 et 125, et il en était également question dans le décret du 19 octobre 1892 sur les sociétés d'assistance. Malheureusement, ils semblent avoir cessé d'exister et le règlement du 26 avril 1910 n'en fait plus mention.

Je dois déclarer que c'est absolument regrettable, car ces formations sanitaires auxiliaires avaient précisément pour but de libérer autant d'ambulances militaires, et de soigner sur place, dans les meilleures conditions possibles, les blessés intransportables.

La raison que les sociétés d'assistance ont donnée pour proposer cette suppression était qu'il leur était difficile de trouver pour ces formations mobilisables le personnel nécessaire.

Outre que c'est là un aveu d'impuissance, il y a lieu d'observer qu'il aurait été sans doute très possible au ministre de la Guerre d'accorder aux sociétés un certain nombre de médecins, de pharmaciens, d'officiers d'administration et d'infirmiers militaires, appartenant au service auxiliaire ou aux dernières classes de l'armée territoriale, dont quelques-uns sont peu aptes à des déplacements continuels et aux fatigues d'une campagne active, mais cependant parfaitement capables de rendre encore de bons services dans des situations presque sédentaires.

Il est certains membres des sociétés d'assistance, qui aspirent imprudemment à un rôle à l'avant même, ce qui en réalité n'est pas leur place. Ils feraient bien mieux d'accepter la création des formations sanitaires mobiles, pouvant libérer, dans la zone des étapes, celles de l'armée. Les sociétés auraient ainsi l'occasion, en demandant au Service de santé le complément nécessaire du personnel masculin de ces formations, d'utiliser plus largement le zèle, le dévouement et l'excellente instruction technique, sans compter l'influence morale de leurs admirables dames infirmières, ailleurs que dans les villes mêmes où elles habitent, et où il y en aura une véritable pléthore.

Je saisis l'occasion de rendre ici un juste témoignage d'admiration et de reconnaissance, à celle qui fut le type même des dames infirmières de la Croix Rouge, Mme Feuillet, de l'Union des Femmes de France, qui mourut l'année dernière au Maroc, victime de son noble dévouement aux blessés et malades militaires, et dont je m'honore d'avoir été l'ami et le collaborateur.

J'exprime donc le vœu que les sociétés d'assistance soient invitées à prévoir, à nouveau, la constitution d'un certain nombre d'hôpitaux auxiliaires de campagne, destinés surtout à relever les ambulances militaires immobilisées dans la zone des étapes. Je sais pertinemment que certaines d'entre elles ont conservé leurs anciens hôpitaux de campagne prêts à être utilisés, si on les leur demandait.

Quoi qu'il en soit, il me paraît possible, sauf des cas particuliers et exceptionnels, d'adopter, pour l'emploi des ambulances la formule suivante :

1º Faire marcher, *en vue d'une bataille,* deux ambulances au train de combat de chacune des divisions, les autres ambulances de l'avant restant au train de combat du corps d'armée ou au groupe des parcs du corps d'armée.

Il est du reste admis à l'École de guerre que les formations sanitaires des groupes de marche doivent être placées en tête des courants (Colonel DUDANT).

Quant aux sections d'hospitalisation, elles peuvent, à mon avis, être, sans inconvénient, laissées au groupe des parcs, car, contrairement aux ambulances, elles ne sont pas des formations de combat, à proprement parler, et n'ayant pour but que l'immobilisation par leur accolement à une ambulance, elles peuvent parfaitement n'arriver que la nuit ou le lendemain de la bataille. Il est donc inutile qu'elles allongent les colonnes de combat.

D'autre part, leur présence immédiate constitue une trop grande tentation de les employer, de déballer leur matériel de literie et de cuisine et d'immobiliser les ambulances auxquelles elles sont adjointes;

2º N'engager, en principe, *pendant la bataille,* qu'une ambulance sur deux par division, quitte à faire aider son personnel par celui de la seconde ou encore celui d'autres ambulances à proximité;

3º *Après la bataille,* n'immobiliser que le minimum indis-

pensable d'ambulances avec accolement de sections d'hospitalisation;

4° Libérer dans le plus bref délai possible la plupart des ambulances immobilisées, aussitôt que les blessés intransportables
auront cessé de l'être, et pourront être rassemblés dans une
seule formation sanitaire par suite de l'amélioration de leur
état, sans compter les décès qui seront survenus dans les premiers jours après la bataille, ou parce que, soit des hôpitaux
auxiliaires de campagne des sociétés d'assistance, soit d'autres
formations créées par le Service de santé de l'arrière (art. 87 du
nouveau Règlement) seront venues les relever.

Une des lacunes les plus regrettables du fonctionnement du
Service de santé en campagne est le fait que 4 des 8 ambulances
et 3 des 6 sections d'hospitalisation, organes d'armée, ne sont
pas pourvues de moyens de transport, ce qui retardera considérablement leur emploi, même quand on aura eu la prévision
de ne pas les conserver à la gare régulatrice et de les pousser
jusqu'aux gares de ravitaillement, où devront venir les chercher, soit des automobiles poids lourds, soit les détachements
du train, quand leurs chevaux et leurs fourgons de certaines
ambulances et sections d'hospitalisation du corps d'armée
seront devenus libres par l'immobilisation de celles-ci.

En ce qui concerne le transport par chemin de fer de ces formations sanitaires dépourvues de voitures et de chevaux, on
doit admettre qu'un wagon peut transporter le matériel de
2 ambulances et d'une section d'hospitalisation, de sorte que
pour les 12 ambulances et les 9 sections d'hospitalisation d'une
armée de 3 corps d'armée, non attelées, 7 wagons peuvent
suffire, ce qui en somme est peu de chose.

Pour les prendre à la gare de ravitaillement, où le médecin
d'armée les aura appelées, on peut admettre qu'une demi-
section du convoi auxiliaire suffira; les voitures de ce convoi
peuvent, en effet, remplacer unité par unité les fourgons ordinaires d'ambulance.

Il serait cependant bien désirable qu'on pût prochainement
trouver les attelages nécessaires à ces formations sanitaires.
Peut-être, cela serait-il possible en employant un certain nombre
des chevaux affectés à une boulangerie de campagne. Je me suis

laissé dire, en effet, que, s'il est absolument indispensable de conserver au Service de l'intendance les 230 chevaux destinés aux convois chargés de ravitailler la boulangerie de campagne, en farine, il était possible de constituer avec les 358 chevaux de la boulangerie de campagne, elle-même, *actuellement immobilisée à la gare régulatrice,* une réserve d'attelages, sinon destinée en propre aux 4 ambulances et aux 3 sections d'hospitalisation dépourvues de moyens de transport, du moins mise à la disposition du directeur des Étapes et des Services, ou du commandant d'étapes de la gare régulatrice, pour les besoins divers qui se présenteraient, et notamment le transport du matériel des dernières ambulances et sections d'hospitalisation.

Peut-être pourrait-on encore affecter aux ambulances et sections d'hospitalisation sans moyens de transport, des camions automobiles poids lourds. Il résulte, en effet, des expériences, dont j'ai été chargé par le ministre de la Guerre aux exercices spéciaux de l'arrière du Service de santé, qui ont eu lieu dans le gouvernement militaire de Paris en 1908, qu'un seul camion Darracq-Serpollet était capable de porter le matériel tout entier d'un hôpital de campagne, normalement contenu dans 4 fourgons du Service de santé.

Je n'ai pas besoin d'insister sur les avantages qu'on retirerait de ce moyen de transport, puisque le nombre des voitures de l'ambulance serait réduit de 6 à 2 et qu'on pourrait amener à l'avant ces formations sanitaires de l'arrière, dans un temps relativement court, quitte à transporter leur personnel en chemin de fer ou au moyen d'autres automobiles. Le gain important de temps et de commodité se ferait surtout sentir entre la gare de ravitaillement et le point d'immobilisation de l'ambulance à remplacer, où l'on trouverait les chevaux et les fourgons nécessaires, puisqu'il ne serait plus indispensable de faire revenir ceux-ci en arrière jusqu'à la gare de ravitaillement, pour retourner ensuite aux groupes des parcs du corps d'armée. On éviterait donc, ainsi, une importante perte de temps pour le service et une fatigue considérable pour les conducteurs et pour les chevaux.

Une autre amélioration éminemment profitable consisterait en la dotation d'une cuisine roulante pour chaque ambulance

de l'avant, au lieu de limiter leur emploi aux groupes de brancardiers, comme cela est prévu actuellement.

Il n'est pas, en effet, une seule formation de l'armée, qui
mérite, autant que l'ambulance, de posséder cette invention
remarquable.

En effet, l'ambulance peut voir son effectif normal multiplié
par 10, 20 et même plus, par suite de l'arrivée de nombreux
blessés en très peu de temps; on n'a qu'à se rappeler à ce sujet
le nombre des blessés que fournit en une demi-heure de combat,
à la bataille de Rezonville, le 16 août 1870, la 38e brigade allemande, qui perdit 53 % de son effectif dans le ravin de la Cuve,
situé au nord-est. de Mars-la-Tour, exactement 74 officiers et
2.042 hommes tués, blessés ou disparus.

De même, pendant la guerre de Mandchourie, le 34e régiment
sibérien perdit 817 hommes (hors de combat) en moins d'une
demi-heure, à Sandépou.

Il serait sans doute nécessaire, en pareils cas exceptionnels,
d'employer conjointement plusieurs ambulances, contrairement à la formule que j'ai proposée plus haut.

Or, il est indispensable de donner au blessé à son entrée à
l'ambulance un aliment chaud, par exemple du bouillon qu'on
pourra préparer, à défaut de viande de bœuf, avec des morceaux
d'un cheval tué dans le voisinage.

Il est certain qu'un blessé qui, depuis plusieurs jours de
marches ou de combat, n'a pu que peu ou mal manger, aura
quelquefois autant besoin d'un aliment que d'un pansement,
lequel du reste aura, en principe, déjà été appliqué au poste de
secours, et, dans une installation en pleine campagne ou dans
une maison plus ou moins démolie et ruinée, on ne trouverait
guère que dans une cuisine roulante la possibilité de faire du
bouillon pour autant d'hommes à la fois.

Il est bon, à ce sujet, de rappeler, une fois de plus, la réponse
plaisante et caractéristique d'un grenadier de la 84e demi-
brigade à un commis, qui lui demandait son nom à son entrée
à l'ambulance : « Tu ne le sauras qu'un bouillon à la main. »
(*Histoire de la Vie* de PERCY.)

D'autre part, cet appareil rendrait de grands services aux
convois d'évacuation quittant l'ambulance pour se rendre à

la gare de ravitaillement; la cuisson des aliments se ferait alors pendant la marche, et la distribution du repas aurait lieu immédiatement à l'arrivée au gîte d'étapes ou à la grande halte, qu'on pourrait dorénavant limiter à la durée du repos des attelages.

Il est encore un point sur lequel je crois devoir insister.

J'ai l'habitude, dans les voyages d'état-major, de prescrire à mes subordonnés l'établissement quotidien de graphiques indiquant la marche de leurs formations sanitaires. Cela a l'immense avantage de faire voir, d'un coup d'œil d'ensemble, les points de départ et d'arrivée journaliers des ambulances et sections d'hospitalisation, la somme de l'effort qu'on leur a demandé, et, par conséquent, leur disponibilité relative pour la marche du lendemain.

Or, je remarque trop souvent la tendance qu'on a à ne pas laisser assez de repos aux hommes et aux chevaux et à faire partir les formations sanitaires trop tôt le matin, ou même au milieu de la nuit. Il importe absolument de faire manger les hommes et les chevaux avant le départ, et il y a lieu d'observer qu'il faut encore compter une ou deux heures avant la mise en route, pour faire boire les chevaux et atteler les voitures, ainsi que pour les préparatifs de toutes sortes.

ÉVACUATION DES BLESSÉS

Une des questions les plus importantes du fonctionnement du Service de santé en campagne est l'évacuation des blessés, et c'était jusqu'ici, il faut bien l'avouer, le point le plus faible de notre organisation sanitaire.

D'après le général von der Goltz, dans le *Militär Wochenblatt* (1886), le nombre des blessés et malades rapatriés en Allemagne en 1870-1871, par voie ferrée, fut de 240.426, dont 36.446 par les trains sanitaires permanents, en 164 voyages.

D'autre part, le médecin principal Follenfant, qui a suivi la guerre de Mandchourie du côté russe, déclare qu'il est arrivé à la gare de Karbine, venant de l'armée, du 4 juin 1904 au 13 novembre 1905, c'est-à-dire pour l'ensemble de la guerre, 333.527

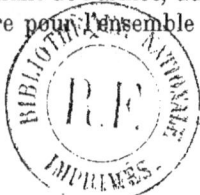

malades et blessés, officiers compris, dont 256.631 ont été évacués sur la Russie, le Transbaïkal et la Sibérie.

Ces chiffres se passent de commentaires pour indiquer la tâche qui incomberait au Service de santé en cas de guerre.

Or, quelle que soit la situation où le Service de santé est appelé à se mouvoir, dit le médecin inspecteur Troussaint, dans le remarquable livre qu'il a publié sur la Direction du Service de santé en campagne (page 232), tout doit tendre, après l'action, à désencombrer le terrain de la lutte par le relèvement et l'évacuation rapide de tous les blessés capables d'être dirigés sur l'arrière, le traitement sur place étant réservé à ceux qui ne peuvent être transportés. Ce sont là les opérations les plus urgentes.

La préoccupation constante, prédominante du Service de santé doit donc être l'évacuation rapide.

Larrey a écrit, au sujet de la bataille d'Eylau : « Toutes les « blessures graves des Gardes impériales et d'une grande partie « des soldats de l'armée furent pansées et opérées dans les pre- « mières douze heures; c'est alors seulement que nous pûmes « prendre quelque repos.

« Le lendemain, à la pointe du jour, je m'occupai surtout de « l'évacuation générale et progressive de tous les blessés les « moins graves de la Garde impériale.

« S. M. l'Empereur était resté très persuadé qu'il valait mieux « exposer nos blessés aux vicissitudes d'une évacuation longue, « difficile et toujours pénible, que de les voir mourir par des « causes auxquelles il serait impossible de remédier. »

Cette appréciation du grand capitaine et de l'éminent chirurgien est exactement celle qui prévaut aujourd'hui.

Sur leurs 50.000 blessés à Moukden, les Russes n'en ont laissé en arrière que 1.253; s'ils n'avaient pas eu la préoccupation constante de l'évacuation, c'est 15.000 ou 20.000 blessés qu'ils auraient dû abandonner. Ils ont ainsi évité un désastre sanitaire.

Il y eut sans doute quelques inconvénients dans la pratique russe des évacuations à outrance. L'état de quelques centaines de blessés en fut, paraît-il, aggravé, mais cependant les résultats de l'ensemble de l'opération furent excellents, et on peut être certain que si quelques vies furent compromises du fait du transport des blessés en arrière, un bien plus grand nombre furent sauvées, grâce aux évacuations rapides.

Dans cet ensemble, en effet, il est acquis (et le faible taux de la mortalité consécutive en est une preuve), que le plus grand nombre des blessés de guerre supportent, sans aggravation considérable, les évacuations, malgré l'inconfortable installation et la hâte inévitable de leur embarquement.

C'est qu'un élément moral important intervient pour les pauvres blessés; le train d'évacuation est la première étape de la rentrée au foyer.

Cependant, il est, en pareil cas, des précautions très importantes à prendre.

Tout d'abord il existe, d'après le médecin principal Follenfant, un délai moyen et optimum de transport possible qu'il ne faut pas dépasser et perdre sans retour.

Les évacuations doivent avoir lieu, autant que possible, dans les vingt-quatre ou trente-six heures qui suivent le traumatisme, c'est-à-dire avant l'apparition des phénomènes réactionnels.

L'expérience montre que le début de la deuxième nuit marque l'échéance dangereuse, l'effondrement de la résistance au transport, la défaite de l'organisme blessé. La dépression ou l'agitation et la fièvre apparaissent, ainsi que les complications qui contre-indiquent tout transport, surtout chez les blessés graves ou ceux qui n'auront pas eu un pansement protecteur immédiat.

D'ailleurs, on ne sera pas obligé de transporter loin du champ de bataille la totalité des blessés à évacuer. Un grand nombre, en effet, s'évacueront eux-mêmes vers l'arrière, et surtout vers la ligne de chemin de fer.

Il s'ensuivra donc un allégement du service des ambulances, car des milliers de blessés légèrement atteints se contenteront de leur paquet individuel de pansement appliqué soit par les médecins et les infirmiers des nids de blessés ou des postes de secours, soit par eux-mêmes ou leurs camarades et fileront en arrière sans s'arrêter aux ambulances.

Il sera nécessaire, pour endiguer cet exode, pour canaliser le flot des blessés pouvant marcher et s'évacuant eux-mêmes, de prévoir aux embranchements de route, avant l'arrivée aux gares de ravitaillement et d'évacuation, des points de rassemblement qui seront désignés par le Commandement, sur la proposition du directeur du Service de santé et des médecins divisionnaires, et où il sera bon de placer une ambulance qui ne s'installera pas, mais dont le personnel rectifiera ou appliquera les pansements nécessaires.

Il serait également avantageux, comme les Russes l'ont fait en Mandchourie, de préparer sur ces points des tables chargées de vivres et de boissons réconfortantes. Ce serait le moyen le plus sûr de retenir momentanément les blessés qui s'évacuent eux-mêmes et d'apporter de l'ordre et de la discipline dans les colonnes que l'on en formera, pour les diriger, sous les ordres des gradés, jusqu'à l'hôpital d'évacuation placé à la gare de ravitaillement.

Voici, par exemple, un de ces réfectoires de campagne, installé, après Moukden, par la Croix-Rouge, à Quan-Shan, sur le parcours d'une route d'étapes; la station était desservie par une douzaine de sœurs laïques, aidées de quelques soldats; ces sœurs avaient préparé de copieuses marmites de soupe aux choux et d'énormes bouilloires d'eau pour le thé.

« Silencieusement, les hommes, nous dit Follenfant, rece-
« vaient des gamelles de soupe et remplissaient de thé leur
« bidon; puis ils venaient s'asseoir à table et consommer leurs
« repas; les sœurs obtenaient de ces hommes, tous légèrement
« atteints, un ordre et un silence impressionnants. »

Il semble, d'après l'expérience de la guerre de Mandchourie, dit le professeur Forgue, de Montpellier, dans une remarquable conférence faite à l'Union des Femmes de France, que le jour du combat, *plus de la moitié des blessés pourront s'éloigner du champ de bataille* et se porter vers les hôpitaux de l'arrière et vers les stations de chemin de fer, sans s'arrêter aux ambulances. Des dispositions prévoyantes peuvent encore accroître cette proportion *de blessés en état de pourvoir à leur propre évacuation :* telle cette mesure prise par le Service de santé japonais, qui avait muni de cannes et de béquilles les approvisionnements médicaux des corps de troupe.

Sur les 315.000 blessés de Mandchourie et de Port-Arthur,

Follenfant estime que *160.000* ont pu gagner à pied les formations sanitaires éloignées.

Cependant *cette fuite des petits blessés* loin du champ de bataille *aura besoin d'un contrôle sévère.*

Je me rappelle avoir, à Metz, en 1870, alors que j'étais
attaché à l'ambulance de l'Esplanade et que j'ai été employé
comme volontaire à la recherche des blessés après les batailles
du 14 août à Borny, du 16 août à Gravelotte, du 18 août à
Saint-Privas, etc., rencontré des blessés arrivant du champ
de bataille accompagnés de deux ou trois camarades s'empressant autour d'eux; quelques-uns même de ces blessés griè-
vement atteints aux membres inférieurs avaient fait de 15 à
20 kilomètres appuyés sur les crosses de deux fusils en guise
de béquilles.

Du reste, dans son ordre du jour pour la bataille d'Austerlitz,
Napoléon, se souvenant que, d'après l'expression d'Yvan, son
médecin particulier, le gain de la bataille de Marengo avait
été mis en péril par le grand nombre d'hommes qui désertaient
la ligne de combat pour donner secours à leurs camarades
blessés, fit défense expresse d'abandonner le rang pour secourir
et transporter les blessés, et le général Valhubert atteint d'un
coup de feu qui lui fracassa la jambe et auquel il succomba,
disait à ses soldats s'empressant pour le relever : « Respectez
« l'ordre de l'Empereur, retournez au feu. »

Il appartient donc au Commandement et au Service de santé
de régulariser l'exode des blessés légers vers l'arrière, et de
veiller avec soin, à ce que des hommes, trop empressés à les
aider, ne quittent le rang.

Voyons maintenant comment on pourra évacuer l'autre
moitié des blessés, c'est-à-dire ceux qu'on doit transporter.

Or, quels moyens possède-t-on, actuellement, pour l'exécution de cet important service?

Cinq trains sanitaires permanents et des appareils Bry-
Ameline (mod. 1874-1889) ou Bréchot-Desprez-Ameline (mod.
1891) pour transporter environ 33.000 hommes couchés, soit
dans des wagons à marchandises, soit dans des bateaux, sans
compter les trains ordinaires de voyageurs pour blessés assis,
et surtout les excellents wagons à couloir, munis de water-

closets et de toilettes, qui constitueront de vrais trains hôpitaux.

Il semble, du reste, que ce matériel soit suffisant pour les évacuations par voie ferrée et par eau, en lui faisant, il est vrai, faire continuellement la navette entre les gares de ravitaillement et la zone des évacuations, dans les régions ouest et sud-ouest de la France.

Mais qu'avions-nous jusqu'ici, pour amener les blessés des ambulances aux gares de ravitaillement et d'évacuation et même au delà si, comme on a des raisons de le croire, on ne peut pas, dans les premiers jours d'une guerre, se servir des chemins de fer pour l'évacuation des blessés, ou si plus tard les voies ferrées sont détruites, alors qu'il serait toujours possible d'assurer « la continuité du rail » par des convois automobiles permettant de transporter un certain nombre de blessés jusqu'à des centres hospitaliers créés dans des villes importantes ou dans les nombreuses stations d'eaux thermo-minérales de l'est de la France, qui possèdent des ressources considérables et immédiatement disponibles en lits d'hôtels et en matériel de cuisine, d'administration, de bains, d'électrothérapie, de radiographie, etc...?

En réalité, rien! En effet, il ne faut pas faire fond, pour ce rôle, sur les moyens de transport de blessés affectés aux groupes de brancardiers, puisqu'ils sont constitués essentiellement pour le service de l'avant et pour l'apport des blessés des postes de secours ou des relais d'ambulances aux ambulances elles-mêmes, sans aller plus en arrière, à moins de cas tout à fait exceptionnels et à très courte distance.

Il ne reste donc à employer que les fourgons des trains régimentaires, les fourgons et voitures des convois administratifs revenant à vide en arrière, et enfin les voitures de réquisition.

Cependant, ce serait une utopie que d'admettre qu'on pourra *toujours et régulièrement* utiliser les fourgons des trains régimentaires et les voitures des convois administratifs au transport des blessés.

En effet, tout d'abord, les fourgons ordinaires *non suspendus du modèle 1874* ne peuvent contenir un brancard; ce serait donc simplement sur de la paille, quand on en aura, qu'on pourrait installer les blessés dans ces fourgons. Or, transporter dans ces conditions précaires des hommes atteints de blessures quelque peu graves, et notamment de fractures des membres inférieurs, équivaudrait à les condamner à ne plus guérir. On ne pourra donc, en principe, employer ces fourgons que pour le transport d'hommes atteints de blessures légères, pouvant voyager assis, et encore au prix de quelles souffrances!

D'autre part, il y a, au point de vue moral, comme au point de vue hygiénique, des inconvénients sérieux à placer alternativement, dans la même voiture, du pain ou de la viande, et des blessés ou malades plus ou moins infectés, dont la propreté ne peut pas être rigoureuse. Si l'on est obligé de désinfecter les voitures, le pain ou la viande conserveront une odeur désagréable et repoussante.

Enfin, il n'est pas douteux que, si les voitures d'approvisionnements de l'artillerie ou de l'intendance sont employées régulièrement aux évacuations de blessés et de malades, la nécessité où l'on sera de les aménager et de les faire marcher assez lentement pour le transport confortable de ceux-ci, sans compter les haltes nécessaires aux gîtes d'étapes, pour les repas et le repos des hommes et des chevaux, sans parler non plus de la fatigue imposée aux attelages par un travail intensif et continu, n'amène des retards considérables, absolument préjudiciables à la régularité du réapprovisionnement en denrées et en munitions. Il est donc bien certain que les services de l'artillerie et de l'intendance protesteront contre l'emploi systématique de leurs convois pour le transport des blessés, et ce ne sera que dans des cas assez rares et urgents, par exemple, un ou deux jours après une grande bataille, qu'on pourra avoir recours à ces moyens de transport pour les évacuations.

La nécessité s'imposera un jour ou l'autre de constituer des convois formant un véritable train, appartenant en propre au Service de santé militaire, et pour cela on devra utiliser les voitures automobiles de toute espèce. Il faudra, en effet, le doter de moyens de transport en quantité et en qualité suffisantes.

Le ministère de la Guerre est, du reste, entré résolument dans cette voie, puisqu'il a décidé d'affecter au Service de santé de chaque armée une compagnie sanitaire automobile, composée d'autant de sections de 21 voitures qu'il y a de corps d'armée ou de divisions de réserve entrant dans la composition de l'armée, et qu'il a prescrit l'étude, à l'École de guerre et dans les derniers voyages d'état-major, des conditions d'utilisation de cet organe nouveau, destiné à assurer les évacuations journalières des blessés et malades sur les gares de ravitaillement.

Les voitures automobiles, qu'on a l'intention de mettre à la disposition du Service de santé, sont, paraît-il, les voitures de livraison des grands magasins, dont la charge utile est d'environ 1.200 kilos, la caisse ayant au moins $2^m 30$ de longueur.

Il est certain que, pour des blessés assis, elles seront absolument satisfaisantes. Il paraît, d'autre part, qu'on a trouvé un dispositif permettant le transport, dans des voitures automobiles, de quatre blessés couchés. Ces moyens de transport mis à la disposition des directeurs du Service de santé de corps d'armée seront sans doute très commodes et suffisants pour faire l'enlèvement quotidien des éclopés des marches et pour leur transport à la gare de ravitaillement; mais si elle est trop loin et à plus de 60 kilomètres, on devra faire de grands dépôts d'éclopés dans la zone des étapes, où ils attendront le moment où le chemin de fer venant à proximité pourra les enlever.

Il sera bon d'attacher un petit personnel à ces sections sanitaires automobiles, par exemple, 1 médecin auxiliaire et 2 infirmiers, munis de quelques médicaments et objets de pansement.

Quand il y aura un excédent d'éclopés, la section automobile pourra faire un deuxième voyage, à condition que les distances ne dépassent pas 120 kilomètres et, cette première condition étant réglée, que les éclopés du deuxième voyage puissent arriver avant le départ du train quotidien.

La section sanitaire automobile serait avantageusement placée en subsistance à la première section du groupe de brancardiers de corps, et il serait bon de décider qu'une de ses voitures viendra chaque jour, à une certaine heure déterminée, auprès du directeur du Service de Santé de corps d'armée, pour que son conducteur puisse servir d'agent de liaison.

Mais, en dehors de ce service quotidien et normal des sections sanitaires automobiles, le directeur du Service de santé les emploiera, après les combats, pour évacuer les blessés, en plusieurs voyages, sur la gare de ravitaillement et d'évacuation.

Il est bien entendu que, chaque fois qu'on aura une voie ferrée utilisable à proximité, on devra s'en servir, quitte à pousser des trains jusque tout près du champ de bataille. C'est ce qu'ont fait constamment les Russes en Mandchourie. Il y a lieu de remarquer, cependant, que les vainqueurs n'ont pas cet avantage, puisqu'il y a tout lieu de croire que le vaincu détruira les voies ferrées en se retirant.

En plus des voitures de la compagnie sanitaire automobile d'armée se divisant, comme nous l'avons vu, en autant de sections qu'il y a de corps d'armée dans l'armée et appartenant en propre au Service de santé, le directeur des Étapes et des Services pourra éventuellement mettre à la disposition de ce service, sur la demande du médecin d'armée, par exemple après un combat sérieux, tout ou partie de la « compagnie lourde automobile » organe d'armée, composée de 4 sections de 20 camions et destinée normalement à transporter soit un jour de vivres pour un corps d'armée (125 tonnes), soit deux lots de munitions pour une armée (160 tonnes).

On admet comme vitesse 12 kilomètres à l'heure, et on compte :

Pour 120 kilomètres	10 heures.
Pour le chargement	3 —
Pour le déchargement	3 —

Total : seize heures de travail avec un repos de huit heures.

On voit donc qu'à la vitesse de 12 kilomètres à l'heure pour ces camions, on ne peut pas, de toute façon, dépasser 120 kilomètres par jour. Ces compagnies lourdes ont été créées pour assurer « la continuité du rail », quand les voies ferrées sont détruites, mais, comme je l'ai déjà dit, elles peuvent être éventuellement utilisées pour les besoins du Service de santé.

Leur emploi devra toujours être demandé par le médecin d'armée au directeur des Étapes et des Services, deux ou trois jours à l'avance, en prévision d'une bataille, de même que d'autres convois sanitaires automobiles de l'arrière, des convois hippomobiles éventuels, des sections d'hôpital d'évacuation, des trains sanitaires pour blessés assis, wagons ordinaires (1.500) des trains sanitaires improvisés (396 couchés).

En outre des *compagnies sanitaires automobiles* et des *compagnies lourdes automobiles* dont nous venons de parler, le ministère a étudié la possibilité d'employer, à la suite des grandes batailles pour de très graves évacuations, les autobus, les omnibus automobiles d'hôtels pour les blessés assis et les voitures automobiles, dites de tourisme, munies d'un aménagement spécial pour les blessés couchés.

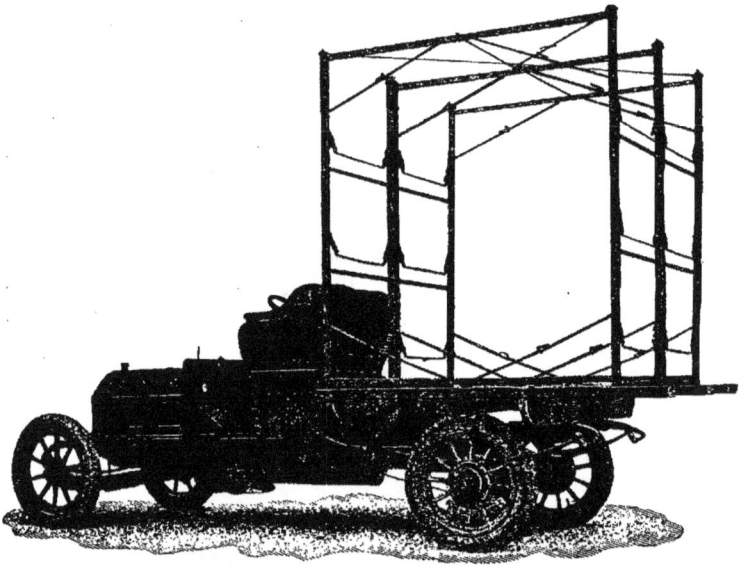

Cliché de M. le médecin principal Boppe, médecin chef de l'hôpital militaire de Nancy.

Le médecin inspecteur Troussaint voudrait 100 de ces voitures par corps d'armée, mais à l'École de guerre, on envisagerait la création de convois de voitures de cette sorte aménagées et tenues prêtes, très en arrière, à la disposition du ministre de la Guerre et envoyées là où des besoins précis se feraient sentir.

Je vais examiner maintenant avec vous les moyens d'aménager et d'utiliser ces divers types de voitures automobiles pour les besoins du Service de santé.

Comme nous l'avons vu, en dehors des voitures automobiles dites de livraison, il sera possible au Service de santé d'employer éventuellement, pour le transport des blessés, des automobiles de tourisme ou même des autos-taxis, et aussi, exceptionnellement, des automobiles poids lourds de 3 et 4 tonnes.

Les autos-taxis et les automobiles de luxe, dites de tourisme, peuvent être facilement adaptés au transport de blessés. Il suffit pour cela d'enlever leur carrosserie et d'aménager leur châssis avec des madriers, sur lesquels on fixe un ou deux appareils BRECHOT-DESPREZ-AMELINE, comme le montre la figure ci-jointe, manœuvre qui exige trois heures et qui nécessite, par conséquent, une préparation d'avance.

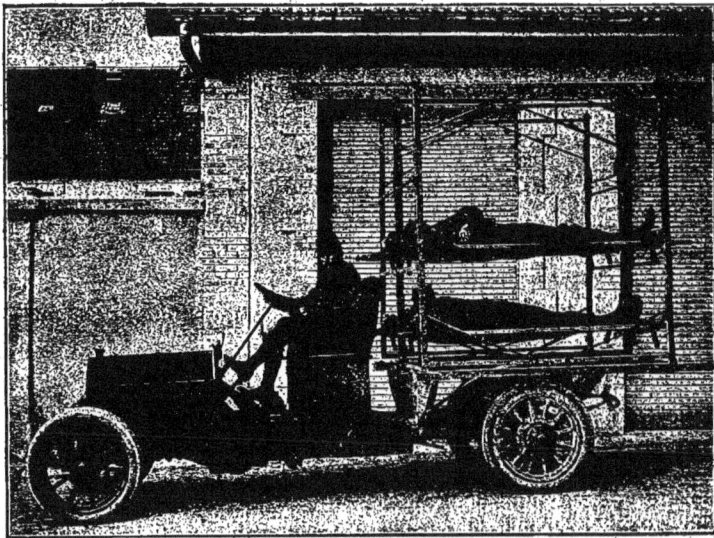

Cliché de M. le médecin principal Boppe, médecin chef de l'hôpital militaire de Nancy.

Si le châssis est assez long, on peut conserver le siège de devant de la voiture; sinon, on l'enlève et on installe à sa place comme siège de fortune pour le chauffeur, une caisse quelconque contenant le réservoir d'essence.

L'essai d'aménagement de voitures de ce type a été fait aux exercices du Service de santé du gouvernement militaire de

Paris, plusieurs années de suite, par le médecin principal de 1re classe Boisson et le Dr Ovide Benoit, médecin major de réserve, et il a été expérimenté, sur mon ordre, à une manœuvre du Service de santé de l'École d'instruction de Nancy, par le médecin principal de 1re classe Boppe, au moyen d'un châssis aimablement prêté par la maison d'automobiles Peugeot. Cet excellent médecin militaire a, comme dans tout ce qu'il fait, admirablement réussi.

Aussi, nc reste-t-il plus actuellement aucun doute dans mon esprit, sur la possibilité de transformer les très nombreuses voitures automobiles, autos-taxis de luxe ou de tourisme, en confortables moyens de transport pour les blessés en temps de guerre, ce qui constituera une ressource vraiment considérable pour les évacuations des blessés et dans des conditions tout à - fait confortables.

En réalité, je souhaiterais qu'il fût constitué, dès maintenant, un matériel destiné à cct aménagement spécial des voitures de tourisme, car, si les appareils Brechot-Desprez-Ameline donnent satisfaction, il y a lieu d'observer que ceux qui scront sur le châssis ne se trouveront plus dans les trains sanitaires et que vouloir les monter et démonter chaque fois occasionnerait un travail énorme et une perte de temps considérable.

Un médecin aide-major, M. Lemaistre, a proposé un appareil très simple, pouvant servir à transporter 4 blessés couchés ou 8 assis.

Son travail, qui a été publié dans le *Bulletin de la Société de Médecine militaire* à l'occasion d'une importante discussion sur les évacuations, me semble mériter une attention particulière (1).

J'en arrive, maintenant, à l'emploi exceptionnel, mais parfaitement possible, des automobiles poids lourds pour les besoins du Service de santé.

Comme je l'ai dit plus haut, j'ai été mis à même par ordre du ministre de la Guerre, en 1908, comme directeur technique

---

(1) Le médecin principal Boppe vient de faire construire pour les châssis d'automobiles de tourisme, avec des fers creux et des ressorts compensateurs, un appareil très simple, sur le modèle du système Bréchot-Desprez-Ameline, mais comportant seulement deux étages et d'un prix de revient très inférieur. Cet appareil a été expérimenté aux exercices du service de santé du 20e corps d'armée en avril 1913, et a donné toute satisfaction.

des exercices spéciaux du Service de santé dans le gouvernement militaire de Paris, d'expérimenter des voitures automobiles poids lourds pour le transport des blessés et du matériel
sanitaire. J'ai déjà parlé de la possibilité de transporter sur
un seul camion le matériel tout entier d'un hôpital de campagne.

En ce qui concerne les blessés, notre expérimentation, qui
fut faite sur 578 kilomètres en totalité pour 5 voitures, porta

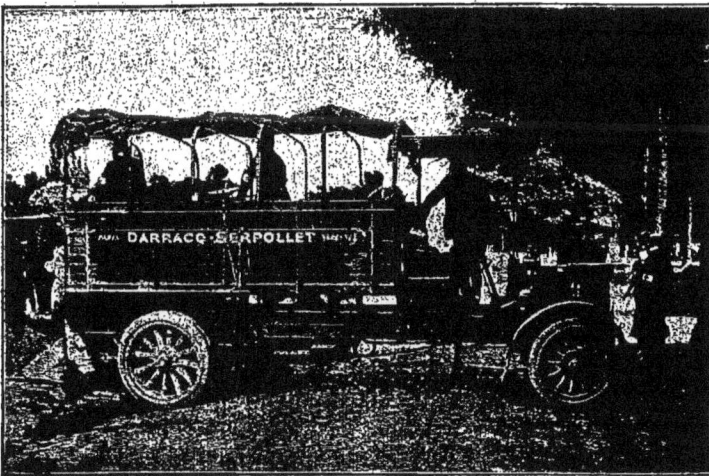

sur des camions et des fourgons des systèmes Darracq-Serpollet
et de Dion-Bouton.

Il ressort du rapport, qui fut alors fourni au ministre, par le
médecin-major Duguet, que j'avais spécialement chargé de
l'expérience, qu'avec des moyens d'aménagement réglemen-
taires ou de fortune et dans des conditions spéciales, dont je
parlerai plus loin, on peut obtenir, à très peu de différence près,
le même confort qu'avec les véhicules à traction animale, mais
qu'on profita d'un rendement infiniment supérieur, puisqu'on
put transporter 8 blessés couchés ou 20 assis sur ces grandes
voitures, avec une vitesse beaucoup plus grande, et un effort
infiniment plus prolongé, grâce à la traction mécanique.

Cependant, il est nécessaire de prendre pour cela certaines

dispositions. En raison des ressorts très puissants de ces voitures automobiles, destinées à porter 3 ou 4 tonnes de marchandises, il est certain que les blessés, représentant seulement, en poids, 1.000 à 1.200 kilos avec leurs appareils de transport, éprouveraient des chocs et des ressauts assez violents, si l'on n'avait recours à des précautions spéciales.

Ce qui prouve que cet inconvénient est réel, c'est que les ingénieurs des chemins de fer ont reconnu la nécessité de rem-

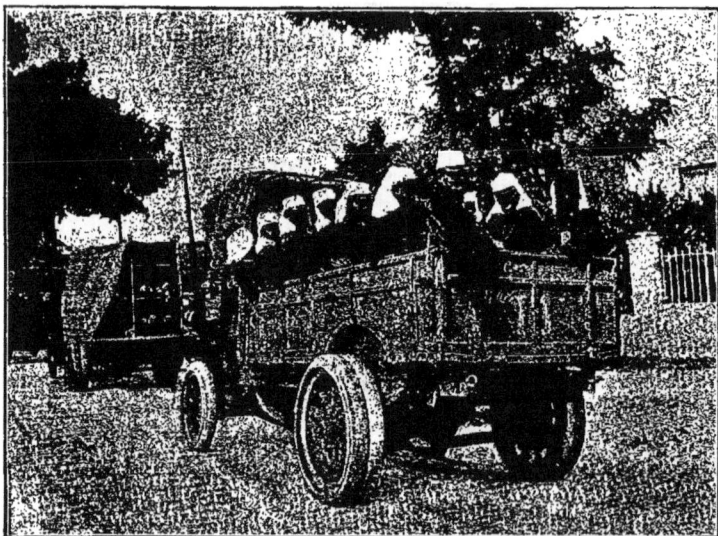

placer ou de diminuer, au moment de la mobilisation, les ressorts des fourgons employés dans les trains sanitaires permanents, ce qui nécessite quinze jours de préparation!

Mais il est très facile d'atténuer ce désavantage. Il suffit pour cela :

1º D'utiliser de bons appareils d'aménagement (appareils Brechot-Desprez-Ameline, chaînes Audouard, cordes Bouloumié, perches norvégiennes, etc...);

2º De diminuer la vitesse, en la réduisant à 10 ou 12 kilomètres à l'heure, ce qui est encore infiniment supérieur au rendement de la traction animale;

3º D'ajouter, au besoin, au chargement des voitures un poids mort, à calculer.

On peut encore atténuer les secousses des ressorts puissants de ces voitures, soit en leur enlevant une ou plusieurs feuilles, que l'on remplace par des cales en bois, soit en utilisant des « amortisseurs différentiels », par exemple du système Télesco. On arrivera ainsi à diminuer considérablement les vibrations causées par les inégalités du sol, et à supprimer le rebondissement de la voiture au passage de légers obstacles.

La Société « Le Télesco » a bien voulu nous faire construire un amortisseur pour camion de 4 tonnes, qui nous a donné toute satisfaction pour le transport de blessés dans les exercices du Service de santé, à Nancy, en 1912.

On voit donc que si, dans certains cas exceptionnels, le Service de santé a à sa disposition des camions automobiles provenant des convois de ravitaillement de l'artillerie et de l'intendance, il lui sera facile de les employer utilement avec les dispositions ci-dessus.

Mais, en attendant la dotation définitive d'automobiles de ces diverses sortes, le Service de santé a le devoir de recourir aux voitures de réquisition et surtout aux voitures non classées.

Or, on pourra généralement se procurer dans les villages occupés ou traversés par l'armée un certain nombre, du reste assez restreint, de ces véhicules; il résulte, en effet, de mes recherches pendant les voyages d'état-major déjà nombreux, auxquels j'ai pris part, qu'on y trouve habituellement de 5 à 6 voitures non classées, avec les chevaux nécessaires, réformés ou âgés de moins de cinq ans, sur 100 habitants.

Assurément, quelques-unes de ces voitures seraient déjà employées par d'autres services, et certaines ne pourraient être attelées faute de chevaux disponibles. D'autres encore auraient été emmenées par leurs propriétaires, qui se seraient enfuis loin du théâtre de la lutte; mais il est certain, cependant, qu'un certain nombre d'elles pourraient être requises pour le transport des blessés.

Une autre question importante est de savoir quand il faudra réquisitionner ces voitures, par qui devront être faites les réquisitions et comment on formera les convois.

A mon avis, les directeurs du Service de santé, ou les médecins divisionnaires, prévenus par l'état-major qu'un combat ou une bataille sont à prévoir dans un ou deux jours, devront sans retard se préoccuper de la réquisition de voitures.

La prévôté et, à défaut, les officiers d'approvisionnement des ambulances, les officiers du train attachés aux groupes de brancardiers me semblent tout indiqués pour procéder aux réquisitions.

Une fois les voitures réunies, elles formeront un convoi marchant derrière les diverses formations sanitaires, mais plus particulièrement, à moins de besoins extraordinaires, au groupe des parcs du corps d'armée, de façon à pouvoir être dirigées sur les ambulances engagées, la nuit même ou le lendemain matin du combat.

Pour obliger les conducteurs des voitures réquisitionnées à marcher en ordre et à l'allure voulue, il faudra encadrer leur convoi. Pour cela on pourra disposer d'un sous-officier énergique, choisi parmi les 5 maréchaux des logis du groupe de brancardiers de corps, ou même, au besoin, parmi les 4 des groupes divisionnaires de brancardiers et d'un ou deux brigadiers de ces groupes, et exceptionnellement des ambulances mêmes.

Enfin, pour empêcher les conducteurs de se défiler et les forcer à rester dans le convoi, il serait, je crois, avantageux de faire monter sur chacune des voitures de réquisition un infirmier de l'ambulance. Cela aurait, en outre, l'avantage d'amener les infirmiers plus dispos et sans fatigue à pied d'œuvre, plus aptes par conséquent à travailler, dès le soir de la bataille.

Un détail qui aura sa grande importance et ne devra jamais être oublié, sera la nécessité de prévoir la nourriture des chevaux réquisitionnés et de leurs conducteurs. On pourrait, du reste, obliger ceux-ci à emporter des provisions dans leurs voitures, au moment de la réquisition.

A défaut de ces denrées, qui leur seraient payées, on adressera des demandes au Service de l'intendance, ou on aura recours aux réquisitions.

Il sera bon également de ne pas attendre le moment de leur emploi pour aménager les voitures, en vue du transport des blessés, mais de le faire dès leur arrivée ou aussitôt qu'on aura un moment de loisir.

En effet, on ne doit pas oublier qu'il faut environ vingt minutes à deux hommes exercés pour aménager une seule voiture destinée à recevoir 4 brancards.

Pour cela on emploiera les chaînes Audouard, dont il serait bien utile de prévoir une collection dans le matériel des ambulances et des groupes de brancardiers, les cordes Bouloumié, les perches norvégiennes, des bottes de paille, des fagots, des planches, etc...

Ces principes de réquisition de voitures et de l'encadrement des convois éventuels qu'elles composeront sont naturellement, *a fortiori*, applicables au Service des étapes, où l'on aura, d'ailleurs, plus de facilités et où existeront plus de moyens disponibles, notamment des compagnies territoriales du train des équipages militaires pour encadrer les convois.

Je crois utile maintenant de vous donner quelques détails sur les sociétés de la Croix-Rouge en France et à l'étranger, ainsi que sur l'aide qu'elles peuvent apporter, en temps de guerre, au Service de santé militaire.

SOCIÉTÉS FRANÇAISES D'ASSISTANCE AUX BLESSÉS ET MALADES MILITAIRES

Les sociétés françaises d'assistance, reconnues d'utilité publique, sont au nombre de trois :

La *Société française de Secours aux blessés*, fondée en 1864, et reconnue d'utilité publique le 23 juin 1866;

L'*Association des Dames françaises*, fondée en 1879, et reconnue d'utilité publique le 23 avril 1883;

L'*Union des Femmes de France*, fondée en 1881, et reconnue d'utilité publique le 6 août 1882.

Leur fonctionnement a été réglé par le décret du 19 octobre 1892.

Elles sont autorisées à prêter leur concours, en temps de guerre, au Service de santé des armées de terre et de mer, et sont placées, pour l'accomplissement de cette mission, sous l'autorité du Commandement et des directeurs du Service de santé.

Leur rôle essentiel consiste à créer dans les places de guerre, villes ouvertes et autres localités désignées par le ministre de la Guerre ou les généraux commandant le territoire, sur la proposition des directeurs du Service de santé, des hôpitaux auxiliaires destinés à recevoir les malades et blessés de l'armée, qui, faute de place, ne pourraient être admis dans les hôpitaux militaires.

En outre, la Société française de Secours aux blessés est chargée des infirmeries de gare.

Toutefois, l'action des sociétés d'assistance ne peut s'étendre ni au service de l'avant, ni au service des hôpitaux d'évacuation, qui incombent exclusivement au Service de santé militaire.

Je vais passer, avec vous, en revue, les ressources, dont disposent ces sociétés pour l'accomplissement de leur importante tâche.

Société française de secours aux blessés

Nombre de Comités.	386
Nombre des adhérents de la Société	75.993
Avoir total de la Société en argent.	11.991,000ᶠ
Valeur du matériel	4.564.276ᶠ
Hôpitaux auxiliaires classés en 1ʳᵉ série	172
Hôpitaux auxiliaires classés en 2ᵉ série.	44
Hôpitaux auxiliaires classés en 3ᵉ série.	»
Nombre de lits de la 1ʳᵉ série.	11.141
Nombre de lits de la 2ᵉ série	2.321
Nombre de lits de la 3ᵉ série (en préparation)	1.500

Personnel des hôpitaux auxiliaires :

Médecins 479

Administrateurs. . . 230

Infirmières diplômées. 6.971, dont 550 infirmières-majors.

Dames administratives 553 { dont 280 munies du certificat d'administration.

Infirmiers et infirmières des hôpitaux auxiliaires . . . . . 4.270 { dont 779 infirmiers fournis par la Guerre. 3.491 infirmiers et infirmières fournis par la Société.

Brancardiers des hôpitaux auxiliaires 440

Brancardiers en dehors des hôpitaux auxiliaires 800

Infirmeries de gare, dont :   89
Lits   607
Médecins   178
Administrateurs . . . . . : . . . . : . .   178
Infirmiers. . . . . . 1.214 { dont 1.095 fournis par la Guerre; 119 fournis par la Société.

Hôpitaux auxiliaires de campagne dont le matériel est encore
  disponible   27

Un hôpital d'instruction et de nombreux dispensaires.

Dans la 20e région, grâce au zèle et au dévouement de l'éminent président du Comité de Nancy, le général Diétrich, on est en train d'organiser des sections de brancardiers, qui reçoivent les leçons de leurs instructeurs propres, ainsi que des médecins militaires et des sergents et caporaux brancardiers des garnisons du 20e corps. Des séances employées à apprendre l'aménagement des voitures de réquisition pour le transport des blessés aux instructeurs des sections de brancardiers de la Société ont eu lieu à l'hôpital militaire de Nancy.

Ces brancardiers recevront des cartes d'identité et des brassards de neutralité, après avoir fait preuve de leur instruction dans un examen, qui sera passé devant des médecins militaires et le délégué régional de la Société.

Union des femmes de France

Nombre de Comités   190
Nombre des adhérents à la Société . . . . : . . .   36.000
Avoir total de la Société en argent . . . . : 5.641.101ᶠ
Valeur du matériel hospitalier 1.043.470ᶠ
Hôpitaux auxiliaires classés en 1ʳᵉ série   94
Hôpitaux auxiliaires classés en 2ᵉ série   2
Hôpitaux auxiliaires classés en 3ᵉ série (en préparation)   80
Nombre de lits de la 1ʳᵉ série . . . . : . .   6.000
Nombre de lits de la 2ᵉ série   56
Nombre de lits de la 3ᵉ série (en préparation) 3.000

Personnel des hôpitaux auxiliaires :
Médecins . . . . . . : . . . . . . :   337

Infirmières diplômées, 2.000 + 200 mobiles.
Dames administratives, 1.800 + 300 aides infirmières.
Infirmiers . . . . \
Brancardiers des hôpitaux auxiliaires . . . . } 1.080
Brancardiers en dehors des hôpitaux auxiliaires . . . /
Un hôpital d'instruction et des dispensaires.

La Société s'est, en plus, assuré, depuis 1892, le concours de la « Fédération nationale des Sociétés de Natation et de Sauvetage », qui possède des milliers d'adhérents et de nombreuses sections en province.

Les brancardiers de l'Union des Femmes de France sont organisés dans le 20e corps d'armée comme ceux de la Société de Secours aux blessés, et reçoivent comme eux l'instruction des médecins militaires et des gradés brancardiers des villes de garnison, ainsi que du personnel de l'hôpital militaire de Nancy pour l'aménagement des voitures de réquisition.

Ils seront munis aussi, après examen, de brassards et de cartes d'identité.

Association des dames françaises

Nombre de Comités 168
Nombre des adhérents de la Société. 30.000
Avoir total de la Société en valeurs 4.210.237f
Valeur du matériel (*y compris celle de l'immeuble de l'hôpital d'instruction*) 3.000.000f
Hôpitaux auxiliaires classés en 1re série. 91
Hôpitaux auxiliaires classés en 2e série. 73
Hôpitaux auxiliaires classés en 3e série. 30
Nombre de lits de la 1re série 4.907
Nombre de lits de la 2e série. 2.921
Nombre de lits de la 3e série. 1.200

Personnel des hôpitaux auxiliaires :
Médecins. 375
Pharmaciens. 195
Infirmières diplômées 2.000
Dames administratives. 150
Infirmiers 352
Brancardiers des hôpitaux auxiliaires 172
Brancardiers en dehors des hôpitaux auxiliaires . . 200
Lycéens brancardiers de Paris et Versailles 600
Un hôpital d'instruction et des dispensaires.

Ces ressources des sociétés d'assistance seraient, en temps de guerre, ajoutées à celles du Service de santé militaire, qui sont approximativement les suivantes (*Annuaire de l'Armée*) :

Plus de 11.000 médecins . .	armée active (dont près de 200 actuellement au Maroc)	1.710
	réserve et armée territoriale	9.468
2.237 pharmaciens	armée active	115
	réserve et armée territoriale	2.122
2.257 officiers d'administration (il en faudrait 2.500) .	armée active (dont 325 présents)	350
	réserve et armée territoriale	1.907

87 officiers du train.
20 vétérinaires.
72.694 hommes de troupe comprenant :
Les infirmiers . . . .
Les brancardiers . . . . . . } dont 40.000 pour les formations sanitaires.
Les hommes du train . . . .
y compris l'Algérie.

Le Service de santé dispose d'un important matériel mobilisé évalué autrefois à 35 millions de francs, sans compter les énormes ressources des hôpitaux militaires et hospices mixtes du territoire, des infirmeries-hôpitaux et infirmeries régimentaires, et celles de la réquisition.

Actuellement, un nouveau matériel tout à fait remarquable, étudié et constitué sous la direction du médecin inspecteur général Février, vient d'être attribué au 20e corps (qui en est seul doté jusqu'ici), par le ministre sur la proposition du médecin inspecteur Troussaint, lequel, du reste, a été l'un des membres principaux de la Commission ayant préparé le nouveau Règlement du 26 avril 1910.

On pourrait peut-être s'étonner, tout d'abord, du nombre considérable d'hommes de troupe attribués au Service de santé en temps de guerre, mais il ne faut pas oublier qu'il est réparti sur vingt-cinq classes différentes, dont beaucoup appartiennent à l'armée territoriale et à sa réserve.

En réalité, le chiffre des infirmiers militaires qu'ont visé certaines personnes, désireuses de réserver toutes les ressources du service armé de l'armée active aux troupes combattantes, est tout à fait infime, car les hommes incorporés dans les sections d'infirmiers en France, en Algérie, en Tunisie et au Maroc, n'est que de 5.108 pour les années 1911 et 1912, dont le contingent est actuellement sous les armes.

Service armé.

Pour l'année 1911 . . . . 1.968 hommes.
Pour l'année 1912 . . . . 1.515 —
       Soit au total . . . . 3.483 hommes.

Service auxiliaire.

Pour l'année 1911 . . . . 760 hommes.
Pour l'année 1912 . . . . 865 —
       Soit au total . . . . 1.625 hommes.

Or, sur ces chiffres totaux, 1.858 infirmiers du service armé et 58 du service auxiliaire sont attribués aux 19e, 20e, 21e et 25e sections, à Alger, Oran, Constantine, Tunis.

Il ne reste donc plus, en réalité, que la différence entre 3.483 et 1.858, soit 1.625 infirmiers du service armé pour l'armée métropolitaine.

On conviendra, sans doute, que ces *1.625 hommes* seraient un bien faible appoint pour les corps de troupe, alors que leur suppression désorganiserait irrémédiablement la mobilisation du Service de santé.

Pour citer un exemple, le 20e corps d'armée ne possède que 185 infirmiers (effectif réglementaire) et, en réalité, seulement 177 infirmiers du service armé, et cependant la 23e section est une des plus fortes, puisqu'elle a à desservir deux gros hôpitaux militaires, alors que les autres corps d'armée n'en ont généralement qu'un et quelques-uns pas du tout (2e, 3e, 4e, etc...).

Voici maintenant quelques renseignements sur le développement des Croix-Rouges étrangères.

La *Croix-Rouge allemande* ne peut être comparée à la Croix-Rouge française, qui se compose, comme je l'ai dit, du faisceau des trois sociétés d'assistance, la Société de Secours aux blessés, l'Union des Femmes de France et l'Association des Dames françaises.

La Croix-Rouge allemande est, en effet, de nature essentiellement différente.

C'est une organisation *colossale*, patronnée par S. M. l'Impératrice et *dirigée*, mais non administrée, par un de ses chambellans, et qui est appelée à seconder puissamment le Service de santé militaire en temps de guerre.

Mais elle est aussi et surtout, en temps de paix, une œuvre sociale tendant à adoucir les misères humaines matérielles et morales. Elle constitue, en réalité, une sorte de ministère de l'Assistance publique.

Si quelqu'un d'entre vous, Messieurs, désire se procurer des renseignements plus complets sur son organisation, je lui recommande la lecture d'un article intitulé : « La Croix-Rouge allemande », publié par Mᵐᵉ Fiedler, dans le tome 221 de la Revue *Le Correspondant*, à la date du 10 décembre 1905, et analysé d'une façon très soignée par le médecin aide-major de réserve G. Thiry, dans le numéro d'avril 1908, du *Bulletin de l'Association des Médecins, Pharmaciens et Officiers d'Administration de la Réserve et de l'Armée territoriale du 20ᵉ corps d'armée*, présidée par le médecin principal de l'armée territoriale Weiss, professeur à la Faculté de Médecine de Nancy.

Sans pouvoir vous donner plus de détails sur la Croix-Rouge allemande, je puis cependant vous dire que de très nombreuses sociétés de tout l'Empire lui sont affiliées et s'occupent, en temps de paix, de quantités d'œuvres d'assistance ou de bienfaisance concernant, par exemple, la lutte contre la tuberculose, contre les accidents du travail, la création de logements hygiéniques et de jardins pour les ouvriers, les soins à donner aux malades ou blessés dans un grand nombre d'hôpitaux ou de dispensaires lui appartenant en propre ou dépendant de l'État et des municipalités.

Si je m'en rapporte à l'auteur de l'article, Mᵐᵉ Fiedler, le bilan de la Croix-Rouge était le suivant, à l'époque de cette publication :

8 de ses sociétés avaient pour mission de former des infir-

miers, 377 s'occupaient de l'assistance communale, 155 des écoles ménagères, des cuisines pour malades, des fourneaux populaires, des « Caffeestuben » distribuant plus de 20 millions de portions par an, 186 avaient des écoles d'ouvrages manuels, la plupart professionnelles, fréquentées par 12.456 fillettes, 31 des orphelinats et maisons d'éducation avec 606 pensionnaires, 240 avaient des garderies et des crèches fréquentées par 15.957 enfants.

Or, ces chiffres, comme je viens de vous le dire, étaient ceux de 1905. Il est bien certain qu'ils ont considérablement augmenté depuis cette époque.

Cette simple nomenclature suffit à montrer l'étendue de la mission sociale de cette vaste et active association.

La Croix-Rouge comprend, de plus, un grand nombre de sociétés formées d'ordres de la noblesse, tels que les Chevaliers de Saint-Georges, de Saint-Jean de Jérusalem, de Malte, de Silésie et de Westphalie, etc..., ainsi que de sociétés de dames de la Croix-Rouge appartenant aux divers États de l'Empire, notamment la « Société patriotique de Dames », laquelle ne comptait, en 1905, pas moins de 252.401 membres versant annuellement 5.940.000 marks, c'est-à-dire environ 7.500.000 francs.

Or, toute cette organisation du temps de paix peut être utilisée en temps de guerre! Aussi, peut-on juger de l'importance considérable des ressources que la Croix-Rouge allemande apporterait au besoin à l'Administration militaire.

Elle a, en effet, de vastes approvisionnements de matériel, en partie utilisés en temps ordinaire, mais qui pourraient être immédiatement mobilisés, s'il était nécessaire.

En ce qui concerne le personnel, rien que pour la Prusse, il existait, en 1905, 749 « colonnes sanitaires » formées par la « Société des Guerriers » (*Deutscher Kriegband*) et composées de 18.789 hommes, sur lesquels 9.547 pouvant être appelés sous les drapeaux et 9.332 non susceptibles de l'être, et l'on estime à 80.000 le nombre des infirmiers et brancardiers que pourrait fournir la Croix-Rouge au Service de santé militaire.

Nous voici bien loin des modestes ressources des sociétés d'assistance françaises.

Il y a lieu de remarquer toutefois, que l'administration militaire allemande pouvait, jusqu'ici, mettre à la disposition des sociétés de la Croix-Rouge des milliers d'hommes du contingent non incorporés, ce que ne saurait faire le ministère de la Guerre français, et c'est ce qui explique l'argument inexact que j'ai entendu fournir par un officier des plus distingués de l'État-major de l'armée contre le nombre soi-disant exagéré des infirmiers militaires en France, en comparaison de ceux de l'armée allemande. Cet officier ignorait sans doute les 80.000 infirmiers et brancardiers qui sont fournis à celle-ci par la Croix-Rouge.

Rien qu'en Alsace-Lorraine, les colonnes sanitaires sont au nombre de 66 et réunissent 2.171 membres actifs (sur 2 millions d'habitants).

Une autre conséquence de ces immenses ressources est que le Service de santé militaire allemand a pu se décharger, sur la Croix-Rouge, de quelques-unes de ses attributions et non des moindres, je veux parler des évacuations et des opérations de désinfection.

Il serait, à mon avis, bien désirable qu'on pût en faire autant en France et confier en grande partie l'exécution des évacuations et de la désinfection, y compris les inhumations et l'assainissement du champ de bataille aux sociétés d'assistance, sous l'autorité et la direction du Service de santé militaire responsable.

De cette façon, on laisserait plus entièrement les ressources de l'armée au service de l'avant, les sociétés d'assistance venant apporter leur aide dans la zone de l'arrière et sur le territoire national.

Pour les évacuations, la Croix-Rouge allemande possède de nombreux trains sanitaires *permanents* ou *improvisés* avec leur personnel de médecins, d'infirmiers, de brancardiers et d'administrateurs, tout éduqué et prêt à fonctionner.

De même, les mesures de désinfection contre les maladies infectieuses édictées par la loi impériale du 30 juin 1900, sur la proposition de Robert Koch (Voir les *Annales Militaires*, de 1903) ont conduit le Comité central de la Croix-Rouge, à faire l'achat d'un complet outillage de désinfection, pour en doter toutes les communes de l'Empire, outillage qui, en temps de guerre, se trouvera déjà sur place, prêt à fonctionner et rendra les services réclamés par l'hygiène de l'armée et des populations.

La Croix-Rouge possède encore, paraît-il, un « nombre incalculable et constamment augmenté » de baraques transportables Doecker, que les sociétés prêtent à des hôpitaux, sanatoria, cures d'air en forêt, etc..., sur toute l'étendue du sol allemand. « Chacune de ces baraques, à l'avance affectée à son régiment « d'attache, est de la sorte placée à l'endroit même, ou tout près « du lieu où, en cas de mobilisation, elle serait utilisée ou em- « portée. »

Dans d'autres armées encore, des services analogues sont confiés à des sociétés civiles d'assistance aux blessés militaires, c'est ainsi qu'on peut lire dans le numéro de décembre 1912, de la *Revue Militaire des Armées étrangères*, rédigée à l'État-major de l'armée (2e bureau), page 516, que la *Société autrichienne de la Croix-Rouge* a actuellement un capital disponible de 10 millions de couronnes, auquel il faut ajouter un matériel d'environ 4 millions; et que la *Croix-Rouge de Hongrie* possède elle-même 15 millions de couronnes. Elles organisent en temps de paix des colonnes de transport de blessés pour l'évacuation des hôpitaux de campagne ainsi que des hôpitaux de campagne et des dépôts de matériel sanitaire, des hôpitaux de réserve, des hôpitaux auxiliaires, des maisons de convalescence, des dépôts de malades, des ambulances maritimes et des dépôts de réserve.

A côté de ces sociétés de la Croix-Rouge austro-hongroises existent encore l'ordre des Chevaliers Teutoniques et l'ordre des Chevaliers de Malte.

Le premier dote chaque division d'une ambulance, d'un hôpital pour blessés et d'un hôpital de réserve. L'ordre fournit pour chaque ambulance 4 voitures pour blessés, 1 fourgon pour le matériel, l'habillement, l'équipement, l'armement du personnel, le matériel du train et le matériel sanitaire. Le personnel de ces formations est mixte. Une partie provient des troupes du Service de santé et du train, le reste (aumôniers, sœurs infirmières, gardes-malades) est fourni par l'ordre.

L'organisation de l'ordre des Chevaliers de Malte a, lui, pour objet de coopérer au transport des malades et des blessés par voie ferrée. Elle comprend des trains sanitaires composés de 16 wagons, dont 10 destinés aux malades, 1 au commandant du train et aux médecins, 3 réservés pour le magasin, le réfectoire, le matériel, etc.

Le personnel tout entier, y compris les deux médecins accompagnant chaque train, est fourni par l'ordre.

Voyons encore le rôle de la *Croix-Rouge au Japon*, d'après le numéro d'octobre 1909 du *Bulletin de la Société française de Secours aux blessés*.

Elle comptait, en 1909, 1.397.344 membres adhérents sur 53 millions d'habitants. La ville de Tokio a 1 adhérent sur 58 habitants, celle de Saïtama 1 pour 30 habitants, et celle de Ishitama, qui détient le record, compte 1 adhérent sur 22 habitants.

La Croix-Rouge possède plusieurs bateaux-hôpitaux de deux catégories différentes.

A ceux de la première, destinés à traiter 100 malades ou à en transporter 200, sont attachés 53 personnes (dont 4 médecins, 1 administrateur, 2 pharmaciens, 2 surveillants, 2 secrétaires, 22 infirmières, dont 2 en chef, et 20 hommes de service).

Les bateaux de la deuxième catégorie faits pour traiter 50 malades ou en transporter 100, comportent 23 personnes, ce qui constitue encore un vrai luxe.

Elle a également 5 hôpitaux d'instruction avec dispensaires, à Shibuya près de Tokio, à l'île de Formose, à Wakayamo, à Kegawa, et à Port-Arthur, où elle a pris en charge l'hôpital créé en 1900 par S. M. l'Impératrice douairière de Russie.

Le personnel de la Croix-Rouge japonaise comprend, en tout, 3.849 personnes, dont : 4 directeurs, 237 médecins, 141 pharmaciens, 84 secrétaires, 5 aides-pharmaciens, 262 infirmières en chef, 3 chefs brancardiers, 2.323 infirmières, 572 infirmiers, 131 brancardiers.

Ont succombé en 1904-1905 : 1 médecin en chef, 3 médecins, 1 pharmacien, 1 secrétaire, 2 infirmières en chef, 20 infirmières, 4 infirmiers en chef, 34 infirmiers, 10 brancardiers.

Ces chiffres éloquents sont à ajouter aux pertes du Service

de santé militaire, qui ont été de 70 médecins de l'armée et de la flotte, dont 41 morts de maladie et 29 tués à l'ennemi, sans compter naturellement les nombreux blessés qui ont guéri.

Je ne puis, à moins de lasser votre attention, passer en revue l'organisation complète de la Croix-Rouge dans tous les pays de l'Europe.

Voici cependant encore quelques renseignements que j'ai puisés dans le livre du médecin inspecteur Troussaint, sur la direction du Service de santé en campagne :

La *Croix-Rouge russe*, institution nationale pourvue de ressources basées sur des impôts spéciaux (jeux de cartes, etc.), fournit des ambulances légères, des stations-repas, de nombreux trains sanitaires, des infirmeries de gare, des hôpitaux temporaires de campagne (157 en Mandchourie), des hôpitaux permanents et temporaires du territoire national (35.000 lits pendant la guerre de Mandchourie).

Personnel : associations religieuses et laïques (90 communautés fournissant des sœurs titulaires et volontaires prises dans tous les rangs de la société).

Ressources financières : 45 millions.

La *Croix-Rouge italienne* peut fournir à la première réquisition 15 trains sanitaires permanents, 8 hôpitaux de campagne de 100 lits, 41 hôpitaux de campagne de 50 lits, 44 postes de secours de gare, 2 ambulances fluviales, 69 ambulances de montagne.

La *Croix-Rouge anglaise* est composée de l'ancien ordre des Chevaliers de Jérusalem et de la Société nationale de Secours, fusionnés depuis 1907. Elle ne possède aucun matériel sanitaire, mais a organisé un corps d'infirmières de premier ordre, dont l'instruction se fait dans les hôpitaux militaires.

Les exemples que je vous ai cités vous montrent surabondamment que, en divers pays où les sociétés sont très riches et très puissantes, elles fournissent un personnel et un matériel considérables au Service de santé militaire, lui facilitant ainsi sa tâche si importante en temps de guerre.

Mais il est juste de rappeler ce que j'ai déjà eu l'occasion de dire, c'est que, l'armée française incorporant la totalité du contingent, il serait absolument impossible aux sociétés d'assistance de notre pays, qui n'ont à leur disposition que des hommes réformés ou âgés de plus de quarante-cinq ans, d'apporter un appoint considérable d'infirmiers et de brancardiers à la mobilisation, du moins ailleurs que dans la localité que ces hommes habitent.

Il est donc indispensable chez nous que l'armée possède au complet le contingent d'infirmiers et de brancardiers nécessaires au fonctionnement du Service de santé, que ne peuvent pas lui fournir les sociétés d'assistance, et je crois devoir déclarer que si, comme certains le proposent, on n'accordait plus à ce service, en temps de paix, que des employés civils ou des hommes du service auxiliaire, il nous serait entièrement impossible de préparer la mobilisation de nos formations sanitaires.

Assurément, un certain nombre d'emplois peuvent être sans inconvénients et même quelquefois avantageusement remplis, en temps de paix, par des civils; je citerai par exemple ceux de quelques-uns des commis aux écritures dans les directions, les magasins et les hôpitaux, de cuisiniers-chefs, de jardiniers, de buandiers, de magasiniers, de conducteurs d'automobiles, de garçons de laboratoire, de baigneurs-masseurs, de mécaniciens pour le chauffage central des hôpitaux, etc...; mais il est absolument nécessaire de conserver des hommes du service armé pour les fonctions d'infirmiers des salles de malades et de blessés, et pour certains emplois de commis aux écritures. Il ne faut pas, en effet, perdre de vue, qu'ils sont indispensables aux cadres des ambulances en temps de guerre, et pour fournir les gradés nécessaires aux formations sanitaires.

D'ailleurs, comme on l'a vu, leur suppression ne procurerait à l'infanterie de l'armée active que 1.858 hommes, pour les troupes métropolitaines, ce qui est insignifiant, tandis qu'elle constituerait une perte irrémédiable pour la mobilisation du Service de santé.

Qu'on ne vienne pas nous dire qu'au moment de la mobilisation, on attribuerait à ce service les ordonnances et les musiciens réservistes qui seraient en trop dans les corps de troupe. Si ces hommes peuvent être employés à peu près convenablement dans les groupes de brancardiers, ils sont, en revanche, totalement incapables de faire de bons infirmiers, qui ont besoin d'une instruction spéciale très précise, laquelle est acquise par eux dans les cours dits du « Caducée », aboutissant à un concours annuel, et dans leur service normal auprès des malades et blessés dans les hôpitaux militaires.

Quant aux hommes du service auxiliaire, qui nous seraient attribués, outre qu'il ne semble pas prévu par la loi qu'on puisse les mener avec les ambulances jusque sur le champ de bataille même, ou les employer, en temps de paix, auprès des contagieux, alors qu'on ne peut pas même récompenser leur zèle et leur dévouement par le galon de premier soldat, il est à noter que les trois quarts d'entre eux sont absolument hors d'état de porter un malade, de son bain dans son lit, ou à travers champs, et d'exécuter les marches, auxquelles les infirmiers des formations sanitaires sont astreints en temps de guerre comme les autres fantassins, sans compter la fatigue écrasante de leur service spécial, qui commence après l'arrivée à l'étape et continue souvent jusqu'au lendemain.

Le fait de ne laisser aux formations sanitaires que des infirmiers du service auxiliaire ou de leur attribuer au moment de la mobilisation, des hommes qui n'ont pas reçu l'instruction spéciale des hôpitaux militaires équivaudrait à la faillite du Service de santé et compromettrait gravement la santé et la vie du cher petit soldat que nous confient, avec tant de grandeur d'âme, les admirables mères françaises, et dont en réalité nous demeurons responsables.

Ce n'est pas, non plus, l'intérêt de l'État et de l'armée, car la balle moderne et les progrès de la chirurgie font qu'un grand nombre des blessures sont légères et que le bon fonctionnement du Service de santé permettra de ramener rapidement dans les rangs, souvent au bout de trois ou quatre semaines, une bonne partie des blessés.

D'après les Japonais et les Russes, 32 à 35 % des blessés de la guerre de Mandchourie ont pu reprendre leur service au bout de quarante jours d'indisponibilité.

D'autre part, la récente guerre des Balkans a surabondamment démontré que la puissante et nombreuse armée ottomane a été surtout battue par suite de la mauvaise organisation de ses services, et notamment de ceux des subsistances et de la santé.

Je tiens de témoins oculaires, qui me touchent de très près, qu'on s'étonnait tout d'abord, à Constantinople, de n'avoir affaire qu'à des blessures légères et qu'on se réjouissait du peu de gravité des projectiles modernes, mais qu'on apprit bientôt que seuls étaient arrivés dans cette ville les blessés légers qui avaient pu s'évacuer eux-mêmes, soit en marchant, soit en prenant d'assaut de vive force les trains de chemin de fer en partance pour l'arrière. Quant aux blessés gravement atteints, ils étaient, faute d'organisation sanitaire, restés sur le champ de bataille, où ils périrent, après plusieurs jours de souffrances sans soins et sans nourriture.

Est-il besoin, d'autre part, de rappeler aussi que l'armée bulgare victorieuse fut arrêtée dans sa marche triomphale par une grave épidémie de choléra, que n'avait pu conjurer l'insuffisant Service de santé de l'armée turque?

La France veut-elle, en réduisant les ressources du sien, en arriver à un tel désastre sanitaire? Je suis bien certain du contraire; mais, pour conjurer ce formidable danger, il est nécessaire de fortifier notre Service de santé au lieu de l'amoindrir, et il faut, d'autre part, que les sociétés d'assistance redoublent de zèle pour lui apporter une aide efficace.

Il appartient donc à tout bon patriote, à toute dévouée femme française, de se faire inscrire dès maintenant, comme membre adhérent à l'une des sociétés de la Croix-Rouge, la Société de Secours aux blessés, l'Union des Femmes de France, l'Association des Dames françaises, *auxiliaires* du service de Service de santé militaire.

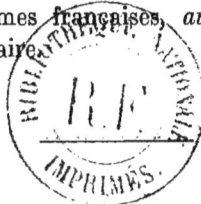

www.ingramcontent.com/pod-product-compliance
Lightning Source LLC
Chambersburg PA
CBHW050541210326
41520CB00012B/2662